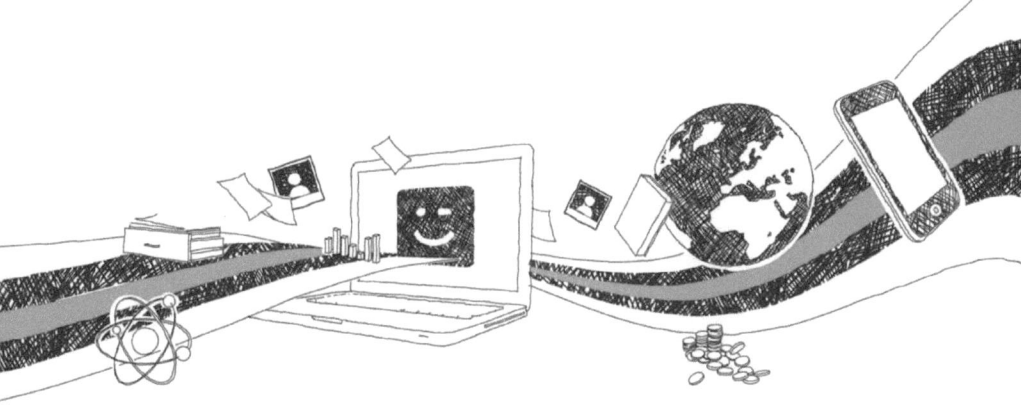
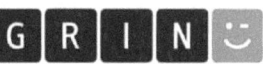

Andreas Weinfurter

Die Gesundheitsreform in den Niederlanden

Ein Modell für Deutschland?

GRIN Verlag

Bibliografische Information der Deutschen Nationalbibliothek:

Die Deutsche Bibliothek verzeichnet diese Publikation in der Deutschen National-
bibliografie; detaillierte bibliografische Daten sind im Internet über http://dnb.d-
nb.de/ abrufbar.

Impressum:

Copyright © 2008 GRIN Verlag GmbH
Druck und Bindung: Books on Demand GmbH, Norderstedt Germany
ISBN: 978-3-640-73399-6

Dieses Buch bei GRIN:

http://www.grin.com/de/e-book/160228/die-gesundheitsreform-in-den-niederlanden

GRIN - Your knowledge has value

Der GRIN Verlag publiziert seit 1998 wissenschaftliche Arbeiten von Studenten, Hochschullehrern und anderen Akademikern als eBook und gedrucktes Buch. Die Verlagswebsite www.grin.com ist die ideale Plattform zur Veröffentlichung von Hausarbeiten, Abschlussarbeiten, wissenschaftlichen Aufsätzen, Dissertationen und Fachbüchern.

Besuchen Sie uns im Internet:

http://www.grin.com/

http://www.facebook.com/grincom

http://www.twitter.com/grin_com

Die Gesundheitsreform in den Niederlanden.

Ein Modell für Deutschland?

Inhaltsverzeichnis

Darstellungsverzeichnis

Abkürzungsverzeichnis

AWBZ	Algemene Wet Bijzondere Ziektenkosten (Allgemeines Gesetz über besondere Krankheitskosten)
BMG	Bundesministerium für Gesundheit
CDU	Christlich Demokratische Union
CSU	Christlich Soziale Union
D66	Democraten 66 (Linksliberale Partei in den Niederlanden)
GKV	Gesetzliche Krankenversicherung
PKV	Private Krankenversicherung
PvdA	Partij van de Arbeid (Sozialdemokratische Partei in den Niederlanden)
RSA	Risikostrukturausgleich
SER	Sociaal-Economische Raad (Sozialwirtschaftlicher Rat der Niederlande)
SPD	Sozialdemokratische Partei Deutschlands
VVD	Volkspartij voor Vrijheid en Democratie (Liberale Partei in den Niederlanden)
ZFW	Ziekenfondswet (Krankenversicherungsgesetz und soziale Krankenversicherung)
ZVW	Zorgverzekingswet (Krankenversicherungsgesetz)

1. Einleitung

1.1. Problemstellung

Zum 1. Januar 2009 ist mit dem Gesundheitsfonds das Kernstück der Gesundheitsreform 2007 in Deutschland in Kraft getreten. Damit sind die von der großen Koalition beschlossenen Reformelemente weitgehend umgesetzt. Allerdings stellt die Gesundheitsreform in Deutschland lediglich einen Kompromiss zwischen den Idealvorstellungen der Regierungsparteien dar, so dass es zu keiner grundlegenden Änderung des Versicherungssystems kommt. Hintergrund des Kompromisses waren vor allem die gegensätzlichen Positionen zur Bürgerversicherung (SPD) und zu einer Gesundheitspauschale (CDU/CSU) (vgl. Greß et al. 2006, S. 7).

Nach der Reform bleiben GKV und PKV weiterhin als getrennte Systeme nebeneinander bestehen. Es wird damit keine einheitliche Versicherungs- und Solidargemeinschaft in Form einer Bürgerversicherung geschaffen. Auch werden die Beiträge der gesetzlich Versicherten weiterhin fast ausschließlich einkommensabhängig erhoben. Lediglich einen Zusatzbeitrag von bis zu 8 Euro dürfen die gesetzlichen Krankenkassen ab 2009 pauschal von ihren Versicherten verlangen, wenn ihnen das Geld aus dem Gesundheitsfonds nicht zur Deckung ihrer Kosten ausreicht. Sollten höhere Zusatzbeiträge von den Kassen benötigt werden, müssen diese sich wiederum am Einkommen bemessen und sind auf ein Prozent des Einkommens begrenzt (vgl. BMG 2008).

Auch der Gesundheitsfonds ist nur eine andere Form der Erhebung und Verteilung von Beiträgen. Die Schwachstellen der Finanzierung des Gesundheitssystems werden durch ihn nicht beseitigt (vgl. Wille 2008, S. 26). Allerdings ist eine grundlegende Reform nicht nur der Einnahmen-, sondern auch der Ausgabenseite dringend erforderlich. Das gegenwärtige System der gesetzlichen Krankenversicherung wird sich in seiner bestehenden Struktur nicht mehr lange finanzieren lassen. Insbesondere durch den medizinisch-technischen Fortschritt waren in der Vergangenheit mehrfach Beitragssteigerungen notwendig geworden. Vor dem Hintergrund der demographischen Entwicklung erhöht sich die Dringlichkeit dieses Unterfangens weiter. Es kann davon ausgegangen werden, dass die Zunahme des Anteils älterer Menschen an der Bevölkerung sowohl zu höheren Ausgaben für Gesundheitsleistungen als auch zu geringeren einkommensabhängigen Einnahmen führen wird (vgl. Orlowski/Wasem 2007, S. 1).

Neben Deutschland standen auch die Niederlande der Problematik von Ausgabensteigerungen des Gesundheitswesens, von Ineffizienz in der Leistungserbringung und des demographischen Wandels gegenüber. Die Beibehaltung des dort bestehenden Krankenversicherungssystems wäre ebenfalls nur durch weitere Beitragserhöhungen bzw. Leistungskürzungen möglich gewesen. Die niederländische Regierung reagierte darauf mit einer grundlegenden Gesundheitsreform, die am 1. Januar 2006 in Kraft trat (vgl. Walser 2006a, S. 595).

Kernidee der niederländischen Gesundheitsreform war, den Wettbewerb sowohl auf Seiten der Krankenversicherer als auch auf Seiten der Leistungserbringer zu erhöhen und damit die Effizienz des Gesundheitssystems insgesamt zu steigern (vgl. Douven 2007, S. 162). Im Rahmen der Reform wurden die gesetzlichen Krankenkassen privatisiert und eine Versicherungspflicht für alle Bürger eingeführt. Auf der Finanzierungsseite dieser (Bürger-) Versicherung wurden die Beiträge auf Arbeitnehmerseite von den Arbeitskosten entkoppelt und durch einen Pauschalbetrag ersetzt (vgl. Beutelmann/Tschamler 2006, S. 8). Des Weiteren wurde die Ausgabenseite neu geordnet und versucht die Effizienz der Leistungserbringung zu steigern. Dies sollte insbesondere über die Einführung zahlreicher marktwirtschaftlicher Wettbewerbselemente gelingen (vgl. Abbing, S. 136).

Diese grundlegende Gesundheitsreform hat weit über die Grenzen der Niederlande Beachtung gefunden und bedarf gerade aus deutscher Sicht einer genaueren Betrachtung. Schließlich waren die Niederlande neben Deutschland das letzte Land in Europa, in welchem vor der Gesundheitsreform noch zwei vollwertige Versicherungszweige nebeneinander bestanden: Die private und die gesetzliche Krankenversicherung.

In Politik, Presse und Wissenschaft wird seit gut zwei Jahren intensiv darüber diskutiert, ob sich Teile der niederländischen Gesundheitsreform von 2006 nicht auch auf das deutsche Gesundheitssystem übertragen lassen. Einige Elemente der niederländischen Reform erscheinen für Deutschland durchaus sachgerecht und politisch konsensfähig (vgl. Greß et al. 2006, S. 7).

1.2. Zielsetzung und Aufbau der Arbeit

Ziel dieser Arbeit ist es, zu erörtern, ob die niederländische Gesundheitsreform ein Modell für den weiteren Reformprozess in Deutschland sein kann. Dabei soll untersucht werden, ob Elemente der niederländischen Reform auch für Deutschland sinnvoll sein können und ob sich die niederländische Reform auf Deutschland übertragen lassen würde.

Zum Aufbau der Arbeit: Um die Ausgangssituation der niederländischen Gesundheitsreform zu verstehen, wird im zweiten Kapitel zunächst auf das niederländische Gesundheitssystem in seiner Struktur im Jahr vor der Reform eingegangen. Dazu werden die verschiedenen Bereiche vorgestellt, in die sich die Gesundheitsversorgung und –versicherung in den Niederlanden gliedert. Daran anschließend wird aufgezeigt, dass die Gesundheitsreform zum 1. Januar 2006 das logische Ergebnis eines jahrzehntelangen Reformprozesses war. Dieser war in den Niederlanden bereits seit den 1980er Jahren in Gange und stellte eine maßgebliche Voraussetzung dafür dar, dass das Gesundheitssystem in der erfolgten Art und Weise reformiert werden konnte.

Im dritten Kapitel werden die einzelnen Elemente der niederländischen Gesundheitsreform detailliert vorgestellt. Dabei wird beschrieben, welche Bereiche des Gesundheitssystems von der Reform betroffen waren und welche Ziele die Regierung mit strukturellen Änderungen verfolgte. Im Anschluss daran wird ein erstes Fazit der niederländischen Gesundheitsreform gezogen und aufgezeigt, wer von der Reform profitiert hat und wer zu den Verlierern der Reform gehört.

Abschließend wird im vierten Kapitel erörtert, ob die Reform auf das deutsche Gesundheitssystem übertragbar wäre. Zur Beantwortung dieser Frage werden Chancen und Risiken einer Umsetzung der niederländischen Reformelemente in Deutschland betrachtet. Dabei wird auf die unterschiedlichen Strukturen der jeweiligen Gesundheitssysteme eingegangen sowie die politischen Ausgangsbedingungen der beiden Länder gegenübergestellt, analysiert und bewertet.

2. Aufbau und Entwicklung des niederländischen Gesundheitssystems

2.1. Aufbau des niederländischen Gesundheitssystems vor der Reform

Das niederländische Gesundheitswesen lässt sich als Drei-Säulen-Modell beschreiben. „Besonders große gesundheitliche Risiken" (Ministry of Health, Welfare and Culture 2000, S. 11), wie etwa die Pflegebedürftigkeit oder Langzeiterkrankungen, sind im Rahmen einer Bürgerversicherung – der AWBZ – obligatorisch für alle Einwohner der Niederlande versichert (vgl. Döring et al. 2005, S. 50). Diese erste Säule der Gesundheitsversorgung war von der niederländischen Gesundheitsreform 2006 nicht betroffen.

In der zweiten Säule des Gesundheitssystems sind akute, kurative Grunddienstleistungen versichert. Hierunter fallen beispielsweise Arztbehandlungen und Heilmittel. Vor der Gesundheitsreform existierten zwei Vollversicherungssysteme nebeneinander, die diesen Behandlungsbereich absicherten: die gesetzliche Krankenversicherung ZFW und die private Krankenvollversicherung PKV. Im Rahmen der Gesundheitsreform wurden diese beiden Vollversicherungssysteme zusammengelegt (vgl. Staeck 2006, S. 6).

Die dritte Säule besteht aus privaten Zusatzversicherungen, mit denen man seinen Versicherungsschutz auf weitere Leistungen ausweiten kann. Beispielsweise war das Krankengeld und große Teile der Zahnversorgung schon länger nicht mehr Bestandteil des Leistungskataloges der ZFW und man konnte diese Bereiche nur in dieser Säule versichern (vgl. Greß et al. 2005, S. 21).

2.1.1. Erste Säule – AWBZ

Die erste Säule, die Pflege- und Langzeitversicherung AWBZ, ist eine Pflichtversicherung für alle Arbeitnehmer und Selbstständige. Sie soll die Versicherten gegen das besonders schwerwiegende Risiko der ambulanten oder stationären Pflegebedürftigkeit und der stationären Behandlung von über einem Jahr Dauer absichern (vgl. Beutelmann/Tschamler 2006, S. 8). Allerdings wäre es falsch, die AWBZ mit der deutschen Pflegeversicherung gleichzusetzen, da sie sowohl im Leistungskatalog weiter greift als auch Unterschiede in der Organisation aufweist. So sind etwa über die Pflege hinaus auch Leistungen für Behinderte, der Präventionsbereich und Leistungen für psychische Erkrankungen mit abgedeckt (vgl. Skuban 2004, S. 162).

Zur Finanzierung der AWBZ werden einkommensabhängige Beiträge erhoben, die ausschließlich von den Versicherten getragen werden mussten. Der Beitragssatz betrug im Jahr 2005 13,45 Prozent bei einer Beitragsbemessungsgrenze in Höhe von 30.357 Euro. Zum beitragspflichtigen Einkommen zählen dabei alle steuerpflichtigen Einkünfte. Bei abhängig Beschäftigten erfolgte der Beitragseinzug zusammen mit der Lohnsteuer über den Arbeitgeber. Bei den übrigen Versicherten wird der Beitrag zusammen mit der Einkommensteuer erhoben. Personen, die kein eigenes Einkommen erzielten sowie Kinder unter 15 Jahren sind beitragsfrei mitversichert (vgl. Ministry of Health, Welfare and Culture 2005, S. 9). Über diese Säule des Gesundheitssystems wurden 2005 etwa 40 Prozent der Gesundheitsausgaben finanziert (vgl. Brouwer/Rutten 2005, S. 8).

2.1.2. Zweite Säule – ZFW und PKV

Die zweite Säule bildeten die soziale Krankenversicherung ZFW und die private Krankenvollversicherung PKV. Diese sollten die Akutversorgung im allgemeinen Gesundheitsbereich abdecken. Für die Dauer von bis zu maximal einem Jahr umfasste dies Leistungen in den Bereichen Krankenhaus, Arztbesuch, Arzneimittel, Physiotherapie und Zahnarzt. Der Leistungskatalog der ZFW war deutlich enger gesteckt als in Deutschland und umfasst lediglich eine Grundversorgung. Es galt das Hausarztprinzip wonach eine Facharztbehandlung nur erstattet wurde, wenn zuvor eine Überweisung vom Hausarzt erfolgte. Zahnbehandlungen bei Erwachsenen wurden nicht und bei Kindern nur im Rahmen der Vorsorge erstattet (vgl. Beutelmann/Tschamler 2006, S. 10).

Bis zur Reform im Jahr 2006 waren Geringverdiener in der ZFW pflichtversichert. Die Jahres-Einkommensgrenze betrug für abhängig Beschäftigte 33.000 Euro, für Selbstständige 21.050 Euro und für über 65 Jährige 21.000 Euro (vgl. Ministry of Health, Welfare and Culture 2005, S. 3). Die Gruppe der in der ZFW Versicherten umfasste etwa zwei Drittel der Bevölkerung. Wurde die Pflichtversicherungsgrenze überschritten, so mussten die Versicherten die ZFW verlassen. Die Möglichkeit, sich freiwillig in der ZFW zu versichern, war nicht gegeben (vgl. Brouwer/Rutten 2005, S. 8).

Die ZFW wurde durch eine Kombination aus einkommensabhängigen Beiträgen und einem Pauschalbetrag finanziert. Der einkommensabhängige Beitrag betrug im Jahr 2005 einheitlich 8,2 Prozent und setzte sich bei abhängig Beschäftigten aus einem Arbeitgeberanteil von 6,75 Prozent und einem Arbeitnehmeranteil von 1,45 Prozent zusammen. Kinder unter 18 Jahren waren in der ZFW beitragsfrei mitversichert. Selbstständige und Rentner mussten ihren gesamten Beitrag selbst tragen (vgl. Ministry of Health, Welfare and Culture 2005, S. 3).

Die Beiträge wurden an eine allgemeine Kasse abgeführt und den einzelnen Krankenkassen in Form von risikoadjustierten Prämien zugewiesen. Damit sollte ein morbiditätsorientierter Risikostrukturausgleich stattfinden. Die untereinander konkurrierenden Krankenkassen erhoben zusätzlich verschiedene einkommensunabhängige Pauschalprämien von ihren Versicherten. Die Unterschiede waren allerdings recht gering, so dass der finanzielle Anreiz zu einem Kassenwechsel nicht sehr groß war. Der durchschnittliche Pauschalbetrag lag 2005 bei etwa 350 Euro (vgl. Greß et al. 2006, S. 9). Im Jahr 2005 wurde von der Regierung ein No-Claim-Bonus eingeführt. Im Rahmen dieser Regelung bekamen ZFW-Versicherte bis zu 255 Euro zurückerstattet, wenn die ZFW nicht oder nur in geringem Umfang (weniger als 255 Euro) in Anspruch genommen wurde. Hausarztbesuche fielen nicht unter diese Regelung und führten nicht zu einer Reduktion des möglichen Erstattungsbetrages (vgl. Ministerium für Gesundheit, Gemeinwohl und Sport 2006, S. 16). Mit der Einführung dieses Rückvergütungssystems sollte das Kostenbewusstsein der Versicherten gestärkt werden (vgl. Brouwer/Rutten 2005, S. 18).

Überschritten Versicherte der ZFW die Einkommensgrenze, so versicherten sie sich in der Regel in der PKV, obwohl dann keine gesetzliche Pflicht zur Krankenversicherung mehr bestand. Die privaten Krankenversicherungen mussten den zwangsweise aus der ZFW ausgeschiedenen Versicherten neben den individuellen, risikoäquivalenten Prämien auch eine Standardpolice anbieten, die sich im Leistungsumfang an der ZFW orientierte. Im Jahr 2005 betrug diese gesetzlich bestimmte Standardpolice 110,50 Euro bzw. 142 Euro für Personen über 65 Jahre. Die tatsächlich aber weit höheren Ausgaben für diese Versichertengruppe wurden von den übrigen privat Versicherten unter 65 Jahren finanziert. In den Niederlanden waren 2005 rund 6 Millionen Menschen privat versichert, von denen etwa 15 Prozent die Standardpolice beanspruchten. Der Beitrag für die restlichen privat Versicherten bestimmte sich durch risikoäquivalente Prämien im alters-kohortenspezifischen Umlageverfahren (vgl. Greß et al. 2006, S. 9).

Gesetzlich waren die Arbeitgeber nicht dazu verpflichtet, sich an der Finanzierung der privaten Krankenkassen zu beteiligen. Oftmals wurde dies aber dennoch in Tarif- und Arbeitsverträgen oder Betriebsvereinbarungen vereinbart. Im Jahr 2005 beteiligten sich bei etwa 75 Prozent der Beschäftigten die Arbeitgeber an der Finanzierung ihrer privaten Krankenversicherungsprämie. Die durchschnittliche Beteiligung belief sich dabei auf 56 Prozent der anfallenden Beiträge (vgl. Greß et al. 2006, S. 10).

2.1.3. Dritte Säule – Private Zusatzversicherungen

Die freiwilligen privaten Zusatzversicherungen bildeten die dritte Säule im niederländischen Gesundheitssystem. Sie sicherten Risiken ab, die nicht durch die beiden ersten Säulen abgedeckt waren, so etwa Zahnersatz, Krankengeld oder homöopathische Behandlungen. Die Beiträge wurden risikoäquivalent erhoben und waren abhängig vom jeweils abgeschlossenen Leistungspaket. Es bestand kein Kontrahierungszwang für die Anbieter der Zusatzversicherungen, d.h. sie konnten selbst entscheiden, wen sie aufnehmen wollten und zu welchen Bedingungen (vgl. Brouwer/Rutten 2005, S. 9). Insgesamt hatten etwa 95 Prozent aller Niederländer eine Zusatzversicherung abgeschlossen. Durch Kürzungen des Leistungskataloges in der ZFW konnten die privaten Zusatzversicherungen im Laufe der Zeit kontinuierlich an Gewicht gewinnen (vgl. Döring et al. 2005, S. 51). Am Gesamtvolumen der Gesundheitsausgaben hatten die privaten Zusatzversicherungen allerdings noch einen relativ kleinen Anteil, so dass die tatsächliche Bedeutung als relativ gering anzusehen war (vgl. Greß/Groenewegen 2001, S. 34).

Darstellung 1 veranschaulicht das niederländische Drei-Säulen-Modell, wie es in den Niederlanden bis zum 31.12.2005 existierte.

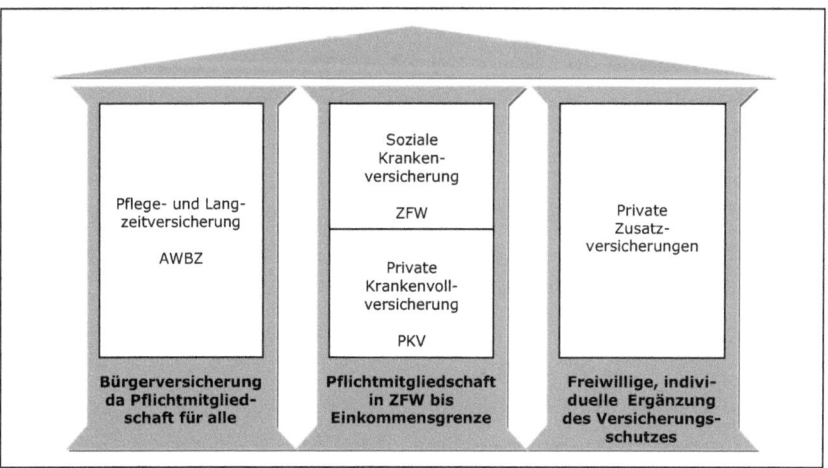

Darstellung 1: Die Säulen des niederländischen Gesundheitssystems bis 31.12.2005 (Eigene Darstellung in Anlehnung an Beutelmann/Tschamler 2006, S. 5)

Weitere Selbstbeteiligungselemente für die Inanspruchnahme von Gesundheitsleistungen waren lediglich gering ausgeprägt (vgl. Ecker et al. 2004, S. 158). So mussten für Medikamente nur Zuzahlungen geleistet werden, wenn der Verkaufspreis oberhalb des Durchschnittpreises für vergleichbare Arzneimittel lag. Dafür waren die Versicherten verpflichtet, sich bei einer Vertragsapotheke ihrer Krankenkasse einzuschreiben (vgl. Döring et al. 2005, S. 52).

2.2. Entwicklung des Reformprozesses in den Niederlanden

Die Reform des bis Ende 2005 geltenden Gesundheitssystems ist das Ergebnis eines langwierigen Reformprozesses, der seine Ursprünge schon zwei Jahrzehnte früher findet (vgl. Fazal 2005, S. 119). Bereits Mitte der 1980er Jahre wurde ersichtlich, dass sich das bestehende System der staatlichen Krankenversicherung auf Dauer nicht finanzieren lassen würde. Die daraufhin einsetzende restriktive Budgetpolitik führte zu einer erheblichen Reduktion der strukturellen und personellen Ausstattung des Gesundheitswesens und damit indirekt zu einer Rationierung (vgl. Fozouni/Güntert 2000, S. 562).

2.2.1. Dekker-Kommission

Die niederländische Regierung reagierte darauf, indem sie eine Expertenkommission einsetzte, die Vorschläge zu einer grundlegenden Umgestaltung des Gesundheitssystems erarbeiten sollte. Unter der Leitung des ehemaligen Philipps-Vorstandes Wisse Dekker kamen in dem Gremium Vertreter aller relevanten Akteure des niederländischen Gesundheitssystems zusammen und wurden an den Planungen beteiligt. Die Dekker-Kommission legte 1987 ihre Vorschläge mit Elementen des regulierten Wettbewerbs vor, bereits ein halbes Jahr nach Aufnahme ihrer Arbeit (Douven et al. 2007, S. 31).

Zentraler Vorschlag der Dekker-Kommission war die Abschaffung der Trennung zwischen ZFW und PKV. Finanziert werden sollte sie durch eine Kombination aus einem einheitlichen einkommensabhängigem Beitrag und einer kassenindividuellen Pauschale. Dabei sollte der einheitliche Beitrag 75 Prozent der anfallenden Kosten decken. Die Pauschale, die von den einzelnen Krankenkassen selbst festgelegt werden sollte, war zur Finanzierung der restlichen Ausgaben vorgesehen. Die Dekker-Kommission erhoffte sich dadurch eine Stärkung des Wettbewerbs zwischen den Kassen und damit einhergehend eine Steigerung der Effizienz. Damit sich der entstehende Wettbewerb nicht nur über den Preis abspielen würde, sondern auch über die angebotene Leistung, schlug die Dekker-Kommission vor, die Grundversorgung auf 85 Prozent des bisherigen Leistungskataloges zu verringern. Für die restlichen Leistungen sollte es den Bürgern freistehen, sich über private Zusatzversicherungen abzusichern (vgl. Greß 2002, S. 30).

Voraussetzung für die Steigerung des Wettbewerbs unter den Krankenkassen war die Aufhebung der bestehenden regionalen Monopole der Versicherungen. Bisher gab es in jeder Region nur eine zuständige Versicherung bei der man sich im Rahmen der gesetzlichen Basisversorgung versichern konnte. Daher existierte zwischen den Versicherungen kein Wettbewerb um neue Mitglieder. Durch die Reform sollten die Versicherten eine größtmögliche Freiheit bei der Wahl ihrer Krankenversicherung erhalten. Darüber hinaus sollten alle Krankenversicherungen einem Kontrahierungszwang und Diskriminierungsverbot unterliegen. Damit den unterschiedlichen Risikoprofilen der Versicherten Rechnung getragen werden konnte, wurde ein Risikoausgleichsystem zwischen den Krankenversicherungen vorgeschlagen (Brouwer/Rutten 2005, S. 12).

Über die Dekker-Vorschläge herrschte weitgehend Konsens, so dass einer Reform des Gesundheitssystems nichts mehr im Wege stand. Die grundlegende Veränderung scheiterte dennoch. Auslöser war der neu gewählte Gesundheitsminister Jozef Ritzen (PvdA), der auf eine Reduzierung des Finanzierungsanteils der Pauschale auf 15 Prozent und einer Erhöhung Grundversorgungsanteils auf 95 Prozent bestand. Diese Änderungen mitzutragen waren vor allem Arbeitgeber und PKV nicht länger bereit (vgl. Greß 2002, S. 35). So fanden Anfang der 1990er Jahre lediglich einzelne Wettbewerbselemente der Dekker-Vorschläge Eingang in das Gesundheitssystem. Diese betrafen die Auflösung der regionalen Krankenversicherungsmonopole und die Einführung einer einkommensunabhängigen Pauschale für die Versicherten. Deren Gesamtanteil war allerdings auf 10 Prozent der Ausgaben des Gesundheitssystems begrenzt (vgl. Hohmann 1998, S. 264).

Im Hinblick auf die Gesundheitsreform 2006 kann man sagen, dass diese kleine Pauschale bereits ein erster Schritt war, um die Versicherten an Pauschalbeiträge zu gewöhnen, die unabhängig vom Einkommen für alle Versicherten der ZFW gleich waren.

2.2.2. Paarse Coalitie

Nach den Wahlen zur zweiten Kammer 1994 bildeten die Parteien PvdA, VVD und D66 im Rahmen der Paarse Coalitie (violette Koalition) die Regierungsmehrheit und verdrängten die

Christdemokraten in die Opposition. In der Gesundheitspolitik beschränkte sich die Paarse Coalitie auf Maßnahmen der Kostendämpfung anstatt weitere grundlegende Reformschritte zu unternehmen. Nach und nach wurden Leistungen aus dem Leistungskatalog der gesetzlichen Krankenversicherung ausgegliedert und der privaten Absicherung überlassen. Dies betraf etwa die Bereiche der Zahnversorgung oder homöopathischen Medizin. Trotz der Ausdünnung des Leistungskataloges ließ sich die Kostenexplosion nicht aufhalten und es kam zu stetigen Beitragssatzsteigerungen sowohl in der AWBZ als auch der ZFW. Das niederländische Gesundheitssystem entwickelte sich zu einem der teuersten weltweit. Sowohl die Gesundheitsquote als auch die Pro-Kopf-Gesundheitsausgaben lagen im OECD Länder-Vergleich im obersten Bereich (vgl. Haus der Niederlande 2006).

2.2.3. SER-Gutachten

Im Jahr 2000 schließlich wurde das Thema einer umfassenden Reform des Gesundheitssystems wieder aufgegriffen. Das niederländische Gesundheitsministerium beauftragte den SER, dazu ein Gutachten anzufertigen (vgl. Greß et al. 2006, S. 13). Dieses Expertengremium stellt ein dauerhaft installiertes Gremium dar, das die Regierung in Wirtschafts- und Sozialfragen berät und setzt sich zu gleichen Teilen aus Vertretern der Arbeitgeber, der Arbeitnehmer und der Selbstständigen zusammen (vgl. SER 2008).

In seinem Gutachten stellt der SER fest, dass die Teilung der zweiten Säule des niederländischen Krankenversicherungssystems in ZFW und Privatversicherungen sowohl ungerecht als auch wirtschaftlich ineffizient ist. Um diese Missstände zu beseitigen wurde der gescheiterte Vorschlag der Dekker-Kommission wieder aufgegriffen, die Zweiteilung in der Akutversorgung abzuschaffen und PKV und ZFW zusammenzuführen. Dies sollte über eine Privatisierung der gesetzlichen Krankenkassen erreicht werden. Außerdem sollte eine Versicherungspflicht für die gesamte Bevölkerung eingeführt und die Finanzierung von den Einkommen abgekoppelt werden. Für sozial Schwächere, die die geplante Gesundheitspauschale nicht zahlen könnten, waren Transferzahlungen aus Steuermitteln vorgesehen. Des Weiteren wurde vorgeschlagen, wählbare Selbstbehalttarife für die Versicherten einzuführen (vgl. Sozialwirtschaftlicher Rat 2001, S. 19).

Das SER Gutachten bildet damit den Ausgangspunkt der zum Jahreswechsel 2005/2006 durchgeführten Gesundheitsreform. Mit der Umsetzung der vorliegenden Pläne wurde im Sommer 2003 nach der Regierungsübernahme durch die christdemokratisch-liberale Koalition begonnen. In zwei grundlegenden Aspekten wich die Regierung bei der Ausarbeitung der Reform von den Empfehlungen des SER ab. Dies betraf zum einen die Finanzierungsseite, die entgegen den SER Plänen, nicht vollständig über eine Pauschale erfolgen sollte. Zum anderen sollte sich der vorgesehene Risikostrukturausgleich nicht nur auf Alter und Geschlecht beziehen, sondern auch morbiditätsorientierte Komponenten erhalten (vgl. Greß et al. 2006, S. 14).

Der Gesetzentwurf zur Reform des Gesundheitswesens, das sogenannte ZVW, passierte im Dezember 2004 und im Juni 2005 die beiden parlamentarischen Kammern, so dass das Gesetz zum 1. Januar 2006 in Kraft treten konnte (vgl. Walser 2006b, S. 333).

3. Die Gesundheitsreform 2006 in den Niederlanden

Das zentrale Ziel der Gesundheitsreform war, die Trennung zwischen PKV und ZFW in der Akutversorgung zu beseitigen. Die zweite Säule des niederländischen Gesundheitssystems wurde grundlegend neu geordnet und die beiden Zweige zusammengelegt. Der Leistungskatalog der daraus neu entstandenen ZVW entspricht im Wesentlichen dem der früheren ZFW. Die beiden anderen Säulen der Pflege- und Langzeitversorgung sowie der privaten Zusatzversicherungen waren durch die Reform nicht direkt betroffen und bleiben in ihrer bisherigen Struktur bestehen (vgl. Beutelmann/Tschamler 2006, S. 5). Darstellung 2 veranschaulicht das neue niederländische Drei-Säulen-Modell, wie es in den Niederlanden seit 01.01.2006 existiert.

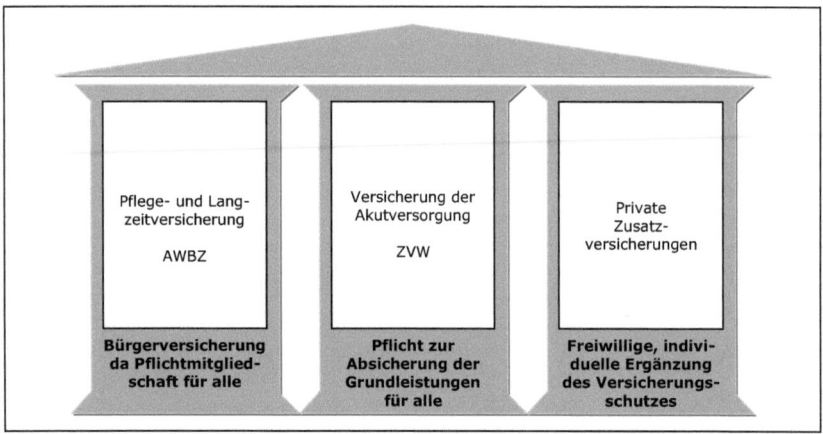

*Darstellung 2: Die Säulen des niederländischen Gesundheitssystems ab 01.01.2006
(Eigene Darstellung in Anlehnung an Beutelmann/Tschamler 2006, S. 6)*

Das Zusammenlegen der beiden Vollversicherungszweige in der Akutversicherung wurde über eine Privatisierung der gesetzlichen Krankenkassen erreicht. Des Weiteren gilt in der Akutversicherung ZVW nun eine Versicherungspflicht für alle Bürger, also auch für Selbstständige und Beamte (vgl. Spielberg 2005, S. 2542). Die Versicherten können den Umfang ihrer Krankenversicherung nun stärker selbst bestimmen da sie nur verpflichtet sind, eine Basisversicherung abzuschließen und bei der Versicherung weiterer Risiken mehr Wahlfreiheit bekommen haben. Darüber hinaus wurde die Finanzierung grundlegend neu gestaltet und neue Wettbewerbselemente in das Gesundheitssystem eingeführt (vgl. Korzilius 2007, S. 314). Die genannten Reformelemente werden im Folgenden genauer vorgestellt.

3.1. Privatisierung der Krankenkassen

Um die Dualität der beiden Vollversicherungssysteme ZFW und PKV in der Akutversorgung zu überwinden, wurden im Rahmen der Gesundheitsreform die gesetzlichen Krankenkassen privatisiert und somit den privaten Krankenversicherungen gleichgestellt. Denkbar wäre es auch gewesen, stattdessen eine öffentlich-rechtliche Einheitsversicherung zu schaffen. Die niederländische Regierung hat sich für den Weg der Privatisierung entschieden, weil sie dadurch eine Steigerung des Wettbewerbs erreichen wollte, der sich auf einem privaten Markt am besten entfalten kann. In der neu organisierten zweiten Säule des Gesundheitssystems sollte sich eine möglichst effektive und effiziente medizinische Versorgung einstellen. Da die Träger der Krankenversicherung nun private Versicherungsunternehmen waren, war es den Krankenkassen jetzt gestattet Gewinne zu erzielen. Dieser Faktor sollte den Wettbewerb im niederländischen Gesundheitssystem zusätzlich erhöhen (vgl. Walser 2006b, S. 336).

Um den sozialen Charakter der Krankversicherung weiterhin zu bewahren, wurden öffentlich-rechtliche Vorgaben gesetzt, die den umfangreichen Freiheiten der Versicherer einen Rahmen geben sollen. So sollte es jedem Bürger unabhängig von Alter, Geschlecht oder Gesundheitszustand ermöglicht werden, eine Grundsicherung zu bezahlbaren Konditionen zu erlangen (vgl. Ministerium für Gesundheit, Gemeinwohl und Sport 2006, S. 8). Um die Gefahr einer Risikoselektion zu vermeiden, wurde den Krankenversicherungen ein Kontrahierungszwang auferlegt. Das bedeutet, dass sie jeden, der einen Versicherungsvertrag mit ihnen abschließen möchte als Vertragspartner akzeptieren müssen. Darüber hinaus gilt ein Diskriminierungsverbot, wonach die Versicherer ihren Versicherten auch gleiche Leistungen zu gleichen Konditionen anbieten müssen (vgl. Korzilius 2007, S. 314).

3.2. Allgemeine Versicherungspflicht

Alle Einwohner der Niederlande werden durch die Gesundheitsreform gesetzlich verpflichtet, sich in der neu entstandenen ZVW zumindest im Rahmen einer Basissicherung zu versichern. Dies gilt demnach für alle Einkommensschichten und auch für Selbstständige und Beamte. Jeder Einwohner ist dabei selbst dafür verantwortlich, einen Vertrag mit einer Versicherung seiner Wahl abzuschließen (vgl. Beutelmann/Tschamler 2006, S. 6).

Wird der Versicherungspflicht nicht nachgekommen, so besteht im Krankheitsfall auch kein Versicherungsschutz. Alternativ besteht für die nichtversicherten Erkrankten die Möglichkeit von ihrem Anspruch auf sofortige Aufnahme in eine Krankenversicherung Gebrauch zu machen. In diesem Fall kann die betroffene Versicherung allerdings über die unversicherte Zeit bis zu fünf Jahre rückwirkend eine Strafzahlung in Höhe von 130 Prozent des einkommensunabhängigen Pauschalbeitrags des Versicherten erheben (vgl. Greß et al. 2006, S. 17).

3.3. Finanzierungsreform

Die Gesundheitsreform sah vor, dass der Anteil der einkommensabhängigen Beiträge an den Einnahmen des Gesundheitssystems nur noch 50 Prozent betragen sollte. Die Höhe der Beitragssätze wird vom Gesundheitsministerium festgelegt und richtet sich nach der Art des Einkommens. Im Jahr 2006 lagen die Beitragssätze bei 6,5 bzw. 4,4 Prozent (vgl. Belastingdienst 2008). Darstellung 3 zeigt die Höhe der Beitragssätze für die verschiedenen Einkommensarten.

Einkommensquelle	Beitragssatz
Unselbstständige Arbeit	6,5%
Gesetzliche Rente	6,5%
Unterstützungszahlungen*	6,5%
Selbstständige Arbeit	4,4%
Kapitalvermögen	4,4%
Sozialhilfe für über 65-jährige	4,4%
Private Rente	4,4%

* Leistungen bei Arbeitslosigkeit, Berufsunfähigkeit, Sozialhilfe für unter 65-jährige

Darstellung 3: Einkommensabhängige ZVW-Beitragssätze 2006
(Eigene Darstellung in Anlehnung an Belastingdienst 2008)

Die dargestellten Beitragssätze gelten jeweils bis zu einer Beitragsbemessungsgrenze. Diese war für das Jahr 2006 auf 30.015 Euro festgelegt. Die Beiträge auf Einkommen aus unselbstständiger Arbeit werden dabei vom Arbeitgeber getragen. Selbstständige müssen diesen Beitragsteil selbst tragen, der bei ihnen mit 4,4 Prozent des Einkommens allerdings niedriger ausfällt. Die Beiträge werden in diesem Fall vom Finanzamt eingezogen. Bei Rentnern werden die 6,5 Prozent des Rentenanspruches vom Rentenversicherungsträger einbehalten. Die sich daraus ergebende Einkommensreduzierung wurde durch eine Rentenanpassung zum 1. Januar 2006 ausgeglichen. Wenn Versicherte Einkünfte aus mehreren Quellen beziehen, so wird bis

14

zur Beitragsbemessungsgrenze zuerst die Einkommensart mit dem höheren Satz herangezogen. Somit lag der maximal zu zahlende einkommensabhängige Beitrag im Jahr 2006 bei 1.950 Euro (6,5 Prozent von 30.015 Euro) (vgl. Belastingdienst 2008). Die Erträge aus diesem Beitragsbestandteil fließen in einen Krankenversicherungsfonds und werden von dort aus an die einzelnen Krankenversicherungen ausbezahlt. Die Höhe dieser Zahlungen ist abhängig von der jeweiligen Versichertenstruktur. Damit wurde der auch schon vor der Reform bestehende morbiditätsorientierte Risikostrukturausgleich auf alle Versicherungsunternehmen ausgedehnt. Eine Änderung an den Ausgleichsfaktoren fand nicht statt (vgl. Greß et al. 2006, S. 20).

Die Bedeutung der einkommensunabhängigen Finanzierungskomponente wurde durch die Gesundheitsreform massiv erhöht. Aus ihren Einnahmen sollen rund 50 Prozent der Gesundheitsausgaben finanziert werden. Der Beitrag wird dabei von jeder Krankenkasse selbst festgelegt und unterscheidet sich daher von Anbieter zu Anbieter. Er wird pauschal erhoben, das heißt er ist unabhängig von Alter, Geschlecht oder Gesundheitszustand. Der von den Versicherten für den Basisschutz aufzubringende Betrag sollte im Jahr 2006 durchschnittlich 92 Euro pro Monat betragen. Diese Gesundheitspauschale muss von allen Niederländern aufgebracht werden. Die einzige Ausnahme bilden Kinder unter 18 Jahren, deren Finanzierung in das Steuer-Transfer-System übertragen wurde. Die Beiträge für diese Bevölkerungsgruppe, die jährlich knapp 2 Milliarden Euro betragen, zahlt demnach der Staat in den Krankenversicherungsfonds ein (vgl. Beutelmann/Tschamler 2006, S. 9).

Einkommensschwache, also Alleinstehende mit weniger als 25.000 Euro Bruttoeinkommen pro Jahr oder Familien mit weniger als 40.000 Euro Bruttoeinkommen pro Jahr, können beim Staat einen Versorgungszuschlag beantragen. Dieser beträgt für Einzelpersonen maximal 400 Euro und für Familien höchsten 1.150 Euro pro Jahr (vgl. Ministerium für Gesundheit, Gemeinwohl und Sport 2005, S. 8). Es wurde davon ausgegangen, dass ungefähr ein Drittel aller Niederländer einen Anspruch auf Versorgungszuschlag haben würde. Das Gesamtvolumen dieses Steuertransfers wurde auf zwei Milliarden Euro für das Jahr 2006 veranschlagt (vgl. Sosalla 2006, S.10).

Fasst man die Finanzströme zusammen, so sieht man, dass alle einkommensabhängigen Beiträge sowie die Beiträge des Staats für die Kinderfinanzierung in den Krankenversicherungsfonds fließen. Dieser weist den Krankenkassen einen Ausgleichbeitrag zu, der etwa 50 Prozent des Gesamtbeitrages ausmacht. Die andere Hälfte der Finanzierung läuft über die einkommensunabhängigen Pauschalbeträge, die jeder Versicherte direkt an seine Krankenkasse zu entrichten hat. Letztlich fließt in Form des Versorgungszuschlages ein Steuertransfer zu gering verdienenden Bürgern (vgl. Beutelmann/Tschamler 2006, S. 9). Darstellung 4 veranschaulicht den Aufbau des Finanzierungssystems und den Fluss der Finanzströme.

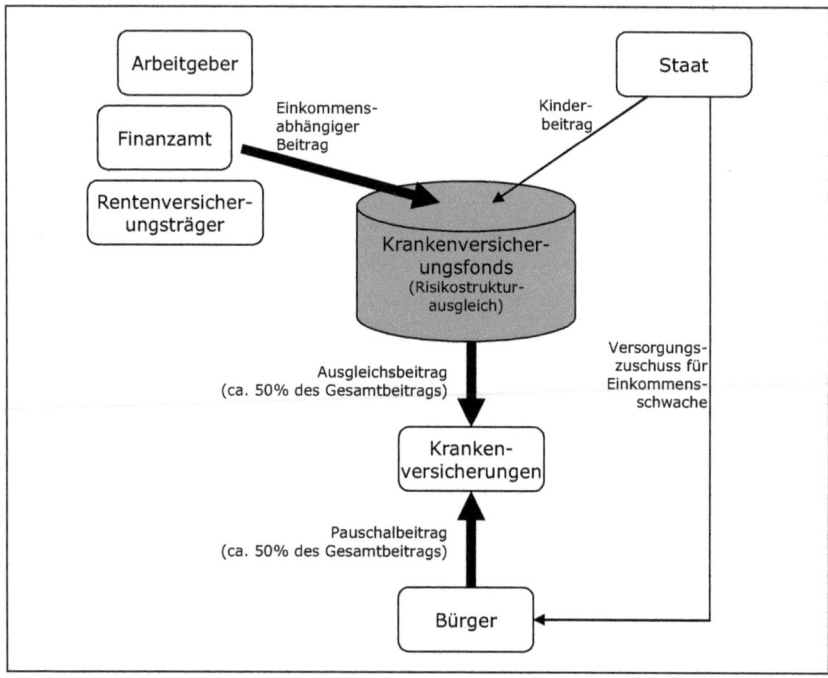

Darstellung 4: Finanzströme im neuen niederländischen Gesundheitssystem
(Eigene Darstellung in Anlehnung an Beutelmann/Tschamler 2006, S. 9)

3.4. Wahlmöglichkeiten für die Versicherten

Obwohl der Leistungskatalog der Akutversorgung weiterhin standardisiert ist, bietet das niederländische Krankenversicherungssystem nach der Reform für die Versicherten eine Vielzahl neuer Wahlmöglichkeiten (vgl. Korzilius 2007, S. 314).

Neben der Wahl des Versicherungsunternehmens können sich die Versicherten zwischen dem Sachleistungs- und Kostenerstattungsprinzip entscheiden. Im Rahmen des Sachleistungsprinzips können die Versicherten sich von Leistungsanbietern behandeln lassen, die bei ihrer Versicherung unter Vertrag stehen. Sie müssen dabei nichts für Behandlungen des Leistungskata-

16

loges bezahlen. Die Verrechnung geschieht direkt zwischen Leistungserbringer und Versicherung. Entscheiden sich die Versicherten hingegen für das Kostenerstattungsprinzip, so können sie den Leistungsanbieter selbst auswählen und können die Rechnung für die Leistung bei ihrer Versicherung einreichen. Die Kosten dürfen allerdings nicht über den üblichen Durchschnittskosten für die jeweilige Behandlung liegen, sonst muss die Differenz vom Versicherten getragen werden. Der einkommensunabhängige Pauschalbeitrag, den die Kasse vom Versicherten verlangt, ist in diesem Fall allerdings etwas höher angesiedelt (vgl. Ministerium für Gesundheit, Gemeinwohl und Sport 2005, S. 11). Auch eine Kombination aus Kostenerstattung und Sachleistung ist möglich. So kann etwa für den ambulanten Bereich eine andere Abrechnungsform gewählt werden als für den stationären (vgl. Beutelmann/Tschamler 2006, S. 7).

Eine weitere Wahlmöglichkeit besteht im Rahmen von Selbstbeteiligungstarifen. Dabei können sich die Versicherten entscheiden, ob sie einen Tarif mit Selbstbeteiligung abschließen möchten und wie hoch dieser Selbsbehalt sein soll. Der mögliche Selbstbeteiligungsbetrag liegt zwischen 100 und 500 Euro pro Jahr. Ein höheres eigenes Risiko führt zu entsprechend geringeren monatlichen Pauschalprämien (vgl. Ministerium für Gesundheit, Gemeinwohl und Sport 2005, S. 7).

Darüber hinaus können die Versicherten zwischen Einzel- und Gruppenverträgen wählen. Gruppenverträge werden über Arbeitgeber, Gewerkschaften, Patientenverbände oder etwa Sportvereine geschlossen. Aufgrund des verminderten Verwaltungsaufwandes bei Gruppenverträgen ist es den Krankenversicherungen möglich, einen bis zu 10 Prozent günstigeren einkommensunabhängigen Beitrag zu erheben (vgl. Douven et al. 2007, S. 32).

3.5. Reformgewinner und Reformverlierer

Die Gesundheitsreform war so angelegt, dass sie aus finanzieller Sicht für den Staatshaushalt sowie für die Arbeitgeber finanzierungsneutral durchgeführt wurde. Nach der Reform liegt der Anteil des Staatszuschusses weiterhin bei etwa 3,6 Milliarden Euro. Dieser teilt sich auf den Gesundheitszuschuss sowie auf die Finanzierung der Versicherung für unter 18-jährige auf (vgl. Greß et al. 2006, S. 25).

Auf der Seite der Arbeitgeber müssen mehrere Effekte betrachtet werden: Einerseits wurde der einkommensabhängige Arbeitgeberanteil durch die Reform geringfügig von 6,75 auf 6,5

Prozent gesenkt, andererseits wurden die Arbeitgeber verpflichtet, nun auch für die ehemals privat Versicherten diesen Beitrag zu leisten. Insgesamt bedeutet dies eine Mehrbelastung für die Arbeitgeber und eine Verteuerung des Faktors Arbeit (vgl. Leienbach 2006, S. 44). Um für die Arbeitgeber dennoch einen neutralen Finanzierungseffekt zu erzielen, wurden die Unternehmenssteuern gesenkt und die Mehrbelastungen dadurch kompensiert. Steigerungen des Beitragssatzes werden sich allerdings auch im neuen System nicht vermeiden lassen, da die 50-prozentige Beteiligung der einkommensabhängigen Beiträge an den Gesamtausgaben gesetzlich festgeschrieben ist (vgl. Greß et al. 2006, S. 26). Zum 01.01.2008 wurden die Beiträge für die unterschiedlichen Einkommensarten zum ersten Mal angepasst. Der neue einkommensabhängige Arbeitgeberbeitrag liegt seitdem bei 7,2 Prozent (vgl. Belastingdienst 2008).

Für die privaten Haushalte bedeutet die Reform überwiegend eine Entlastung. Etwa 80 Prozent der Haushalte werden durch die Reform finanziell besser gestellt. Von der Reform profitierten insbesondere Haushalte mit Kindern, ehemals privat versicherte Alleinverdiener-Haushalte sowie Rentner mit niedrigem Einkommen. Haushalte mit Kindern unter 18 Jahren werden durch die beitragsfreie Kinder-Versicherung entlastet. Vormals privat Versicherte müssen nicht weiter eine Prämie für die Krankenversicherung ihrer Kinder zahlen. Zudem wurde das Kindergeld zum 01.01.2006 erhöht, wovon sowohl die ehemals privat als auch die ehemals gesetzlich Versicherten profitieren. Alleinverdiener-Haushalte, die zuvor in der PKV versichert waren, wurden ebenfalls von der Reform entlastet, da der durchschnittliche ZVW-Beitrag etwas niedriger ist als die PKV-Prämien für den Arbeitnehmer sowie seinen mitversicherten Partner. Des Weiteren werden durch die Senkung des einkommensabhängigen Beitrages Rentner mit einem niedrigen Einkommen entlastet, da dieser auf die Renten erhoben wird. Der gestiegene einkommensunabhängige Beitragsteil wird dabei größtenteils durch den eingeführten Gesundheitszuschuss ausgeglichen, so dass insgesamt ein positiver Einkommenseffekt für diese Bevölkerungsgruppe zu verzeichnen ist (vgl. Greß et al. 2006, S. 28).

Einige Haushaltstypen werden durch die Reform aber auch stärker belastet. Dies betrifft insbesondere Doppelverdiener ohne Kinder, und zwar unabhängig vom früheren Versicherungsstatus. Diese Bevölkerungsgruppe profitiert weder vom erhöhten Kindergeld noch von der auf alle Versicherten ausgeweiteten beitragsfreien Mitversicherung der Kinder. Allerdings halten sich die Einkommensverluste ist Grenzen. Es wird von einem Kaufkraftverlust von 0,25 bis einem Prozentpunkt ausgegangen (vgl. Greß et al. 2006, S. 28).

18

3.6. Fazit und Auswirkungen der Reform

Mit der Krankenversicherungsreform 2006 in den Niederlanden ist es der Regierung gelungen, unter Einbeziehung der unterschiedlichen Interessengruppen des Gesundheitswesens eine echte Strukturreform umzusetzen. Die Dualität zwischen GKV und PKV wurde aufgegeben und ein einheitliches System auf privatrechtlicher Basis geschaffen, in dem alle Bürger verpflichtet sind sich zu versichern. Dies führt sowohl zu einer Verbesserung von Solidarität und Gerechtigkeit unter den Versicherten, als auch zu steigendem Wettbewerb und effizientem Verhalten der Versicherungen (vgl. Walser 2006b, S. 336).

Insbesondere die privaten Krankenversicherungen wurden durch die Reform zu wirtschaftlichem Verhalten animiert. Vor der Reform hatten sie keine Anreize, sich bei der Versorgung von Versicherten im Standardtarif wirtschaftlich zu verhalten, da die tatsächlichen Ausgaben dieser Versicherungsgruppe über einen Ausgabenausgleich vollständig kompensiert wurde. Durch die Reform wurde der morbiditätsorientierte Risikoausgleich auch auf die ehemalige PKV ausgeweitet. Dieser gleicht lediglich die standardisierten Leistungsausgaben aus und verpflichtet dadurch zu wirtschaftlichem Handeln (vgl. Greß et al. 2006, S. 32).

Der Wettbewerb unter den Versicherungen wurde durch die Ausweitung der Wahlrechte für die Versicherten weiter gesteigert. Den Versicherten ist es jetzt nach ihren individuellen Präferenzen möglich, den Versicherungsschutz eigenständig auszugestalten, wovon sie auch rege Gebrauch machen. So wechselten im Jahr 2006 21 Prozent der Versicherten ihre Krankenkasse und 14 Prozent den Versicherungstarif innerhalb ihrer bisherigen Kasse. Insbesondere das Preis-Leistungs-Verhältnis der Zusatzversicherungen und attraktive Gruppenverträge motivieren die Versicherten zu einem Wechsel der Krankenversicherung. Der intensive Wettbewerb hat seit der Umsetzung der Reform zu einer Konsolidierung des Marktes und zu einer Fusionswelle geführt. Inzwischen versichern vier große Konzerne etwa 80-90 Prozent der Bevölkerung. Dies sind nach Experteneinschätzungen aber zusammen mit den vielen kleinen Unternehmen, immer noch genug Anbieter um intensiven Wettbewerb zu gewährleisten (vgl. Greß et al. 2007, S. 38).

Für eine Bewertung der Reform als Ganzes ist es aber noch zu früh. Einige der Reformelemente sind mittel- bis langfristig angelegt, so dass nach gut zwei Jahren noch keine abschließende Aussage getroffen werden kann. So wurde etwa von der neu geschaffenen Möglichkeit der Versicherer, mit den Leistungsanbietern individuelle Verträge zu schließen, bislang nur wenig Gebrauch gemacht. Daher besteht im Rahmen dieser Option noch einiges an Potential zu einer Steigerung des Wettbewerbs auf der Ausgabenseite.

Auch beschränkt sich im Moment der Wettbewerb noch weitgehend auf den Preis. Die Versicherungsgesellschaften unterbieten sich gegenseitig bei der Festlegung der Höhe des von ihnen erhobenen Pauschalbetrages. Dieser Preiswettbewerb wird sich nicht unbegrenzt fortsetzen, da die Versicherer nicht uneingeschränkt auf ihre Rücklagen zurückgreifen können und ein Anstieg der Ausgaben zu erwarten ist. So bleibt abzuwarten, ob neben dem Preis auch die Qualität der Gesundheitsversorgung als Wettbewerbselement angenommen wird (vgl. Greß et al. 2006, S. 34).

Sollte es wie erwartet nach Ende des Preiskampfes bei den Versicherern oder bei steigenden Ausgaben zu Prämiensteigerungen kommen, so würde dies Risiken für den Staatshaushalt mit sich bringen. Mit steigenden einkommensunabhängigen Prämien steigt auch die Anzahl der Berechtigten eines Gesundheitszuschusses (vgl. Lass 2006, S. 3). Des Weiteren ist der Gesundheitszuschuss im Hinblick auf die konjunkturelle Entwicklung als Unsicherheitsfaktor anzusehen, da bei einer schlechten wirtschaftlichen Lage geringere Steuereinnahmen einer größeren Anzahl an Anspruchsberechtigten gegenüber stehen (vgl. Spielberg 2005, S. 2544).

4. Übertragbarkeit der niederländischen Reform auf Deutschland

Einige der dargestellten niederländischen Reformelemente scheinen für den deutschen Reformprozess durchaus sinnvoll und sachgerecht zu sein. Im Folgenden wird betrachtet, welche niederländischen Lösungswege auch bei einer strukturellen Reform in Deutschland gegangen werden könnten. Danach wird darauf eingegangen, woraus sich bei einer Umsetzung von niederländischen Reformelementen in Deutschland Probleme ergeben könnten.

4.1. Für Deutschland sinnvolle Reformelemente

Die Niederländer haben mit ihrer Reform ein einheitliches Solidarsystem der Krankenversicherung geschaffen. Der morbiditätsorientierte Risikostrukturausgleich wurde auf die ehemalige PKV ausgeweitet und die Risiken verteilen sich damit auf die gesamte Bevölkerung. Die Schaffung eines einheitlichen Solidarsystems stellt auch für Deutschland ein interessantes Reformelement dar, welches die Gerechtigkeit erhöhen und die finanzielle Situation der GKV etwas entspannen würde. Bislang ist es für Besserverdienende, Selbstständige und Beamte möglich, sich im Rahmen einer privaten Versicherung dem Solidarsystem der gesetzlichen Krankenversicherung zu entziehen. Da Einkommen und Bildung mit dem Gesundheitszustand korrelieren, können damit überwiegend gesunde Bürger mit zudem meist hohen beitragspflichtigen Einnahmen die GKV verlassen (vgl. Lauterbach 2004, S. 48).

Die Einführung eines Mischmodells aus einkommensabhängigen und pauschalen Beiträgen nach niederländischem Modell erscheint auf den ersten Blick auch eine interessante Option für Deutschland zu sein. Schließlich wurden etwa 80 Prozent der privaten Haushalte finanziell entlastet, während die übrigen nur geringfügige Mehrbelastungen zu tragen haben. Für Arbeitgeber und Staat führte die Reform zu keiner geänderten Belastung. Allerdings liegen noch keine aussagefähigen Studien vor, die die finanziellen Auswirkungen einer Übertragung in Deutschland untersucht haben (vgl. Greß et al. 2006, S. 36). Die hälftige Abkopplung der Versicherungsbeiträge von den Lohnkosten würde jedoch einen ersten wichtigen Schritt darstellen, um den Faktor Arbeit zu entlasten und Deutschland international konkurrenzfähiger zu machen.

In den Niederlanden bemisst sich der Beitrag zur Krankenversicherung an sämtlichen Einkommensarten. In Deutschland dagegen hängt die Finanzierung der GKV einseitig von den Erwerbseinkommen der Versicherten ab. Der Anteil der Erwerbseinkommen hat in den letzten zwanzig Jahren im Vergleich zu anderen Einkommensarten stetig abgenommen. Dieser Trend wird sich, bedingt durch die demographische Entwicklung weiter fortsetzen. Eine Ausweitung der Beitragsbemessungsgrundlage hat insofern Modellcharakter, da sie sowohl zu mehr Beitragsgerechtigkeit als auch zu größerer Nachhaltigkeit in der Finanzierung der GKV führen würde (vgl. Beck 2008). Der Einbezug weiterer Einkommensarten würde zwar zu einer Erhöhung des Verwaltungsaufwandes führen (vgl. Haigst/Raffelhüschen 2003, S. 7), aber Erfahrungen aus den Niederlanden zeigen, dass die bürokratischen Aufwendungen des Beitragseinzuges im Rahmen bleiben (vgl. Greß et al. 2006, S. 36).

Im Zuge einer Finanzierungs- und Strukturreform der Krankenversicherung sehen Experten ein weiteres sinnvolles Reformelement in der Verlagerung der beitragsfreien Mitversicherung der Kinder ins Steuer-Transfer-System. Dadurch würde die Transparenz des sozialen Ausgleichs gestärkt und das Ziel der Familienförderung wie in den Niederlanden aus dem Gesundheitssystem herausgenommen und in eine ordnungspolitisch korrekte Form gebracht werden (vgl. Rürup/Wille 2004, S. 14).

4.2. Problemstellen einer Übertragung

Bei genauerer Betrachtung wird allerdings deutlich, dass sich die niederländische Gesundheitsreform nicht ohne weiteres auf Deutschland übertragen lässt. Die bestehenden und über Jahrzehnte gewachsenen Systemstrukturen in Deutschland unterscheiden sich erheblich von denen in den Niederlanden vor der Reform. Zum anderen liegen in Deutschland andere politische Ausgangsbedingungen vor, die ihm Rahmen einer Übertragungsuntersuchung der niederländischen Gesundheitsreform ebenfalls berücksichtigt werden müssen (vgl. Schulze Ehring 2006, S. 3).

4.2.1. Unterschiedliche Systemstrukturen

Die Niederlande waren neben Deutschland das letzte europäische Land, in dem zwei Vollversicherungssysteme nebeneinander existierten. Allerdings sind die beiden Systeme in Deutschland in entscheidenden Punkten weitreichend anders organisiert und ausgestaltet, was eine Vereinheitlichung schwieriger gestalten könnte.

So waren etwa die Unterschiede zwischen GKV und PKV in den Niederlanden deutlich geringer ausgeprägt, als es in Deutschland der Fall ist. Die gesetzlichen Krankenkassen waren größtenteils bereits vor der Reform privatrechtlich in Form von „Versicherungsvereinen auf Gegenseitigkeit" oder privatrechtlichen Stiftungen organisiert. Dadurch wurde eine einheitliche privatwirtschaftliche Organisation im Zuge der Reform deutlich erleichtert. Weiterhin war der Anteil der privat Versicherten an der Gesamtbevölkerung in den Niederlanden erheblich größer. Wer die Einkommensgrenze überschritt, konnte sich nur privat versichern oder auf den Versicherungsschutz verzichten. Die Möglichkeit wie in Deutschland freiwilliges Mitglied einer gesetzlichen Krankenkasse zu bleiben, bestand nicht (vgl. Lass 2007, S. 4).

Des Weiteren findet im deutschen Gesundheitssystem im Gegensatz zum niederländischen Modell eine Honorardifferenzierung der Leistungserbringer zwischen GKV und PKV statt. Für die Behandlung eines Privatpatienten werden demnach erhöhte Sätze bei der Leistungsabrechnung angesetzt. Die private Krankenversicherung leistet damit in Deutschland einen überproportionalen Beitrag zur Finanzierung des Gesundheitssystems. Würden die Leistungssätze nach niederländischem Modell vereinheitlicht und die Leistungserbringer könnten für jeden Versicherten nur noch den gleichen Betrag berechnen, würde dieser Finanzierungsbestandteil verloren gehen (vgl. Beutelmann/Tschamler 2006, S. 17). Es bestünde das Risiko, dass die wirtschaftliche Grundlage vieler Praxen gefährdet wäre (vgl. Staeck 2006, S. 7).

Ein weiterer wesentlicher struktureller Systemunterschied besteht in der Organisation der privaten Krankenversicherungen. In Deutschland arbeiten PKV und GKV nach unterschiedlichen Prinzipien. Die GKV ist nach dem Umlageverfahren organisiert, während die PKV auf dem Kapitaldeckungsverfahren basiert. Im Rahmen der Kapitaldeckung werden Altersrückstellungen bei der jeweiligen Versicherung gebildet, die die Steigerung des Beitragssatzes mit zunehmendem Alter einschränken sollen. Diese Altersrückstellungen können bislang nicht mitgenommen werden, wenn ein Mitglied einer privaten Krankenkasse den Anbieter wechseln möchte. Deshalb herrscht auf dem privaten Versicherungsmarkt in Deutschland auch so gut wie keine Versichertenmobilität. Die privaten Versicherer in den Niederlanden hingegen arbeiteten bereits vor der Reform mit dem Umlageverfahren. In Deutschland müssten daher im Gegensatz zu den Niederlanden, Regelungen gefunden werden, wie mit den Altersrückstellungen im Falle eines Kassenwechsels zu verfahren ist (vgl. Rabbata/Blöß 2006, S. 749). Wollte man in Deutschland nach niederländischem Vorbild das Wechseln zwischen den verschiedenen Versicherungen ähnlich einfach gestalten, so müsste die kontrovers diskutierte und umstrittene Frage nach der Rückzahlung oder einfachen Mitnahme der angesparten Rückstellungen erst noch geregelt werden (vgl. Rürup 2006).

4.2.2. Unterschiedliche politische Ausgangsbedingungen

Neben den erwähnten strukturellen Unterschieden der beiden Krankenversicherungssysteme in Deutschland und den Niederlanden unterscheiden sich auch die politischen Ausgangsbedingungen in beiden Ländern zum Teil erheblich voneinander. Dies sollte bei einer Betrachtung der Übertragbarkeit der Reform berücksichtigt werden.

Die politische Kultur in den Niederlanden kann weitgehend als liberal beschrieben werden. Im Vorfeld der Gesundheitsreform 2006 wurde das Thema nur sporadisch von den Medien aufgegriffen. Auch unter Ärzten und Versicherten hatte das Thema keine besonders große Aufmerksamkeit. Dies mag vielleicht auch daran liegen, dass die Reform nur ein weiterer Schritt des jahrzehntelangen Reformprozesses war (vgl. Lass 2007, S. 4).

Im Rahmen dieses Reformprozesses wurde der gesetzliche Leistungskatalog bereits deutlich gegenüber seinem deutschen Pendant ausgedünnt. So waren im Laufe der letzten Jahre etwa die Zahnversorgung und das Krankengeld aus der gesetzlichen Krankenversicherung ausgegliedert worden. Wollte man das niederländische Modell sofort auf Deutschland übertragen, würden einen Schlag zahlreiche Leistungsblöcke an die private Versorgung übergeben, was sich politisch nur sehr schwierig durchsetzen lassen würde (vgl. Schulze Ehring 2006, S. 5).

Im Gegensatz zur Beitragserhebung der deutschen GKV waren in den Niederlanden einkommensunabhängige Pauschalbeträge schon seit Anfang der 1990er Jahre üblich. Vor der Reform betrugen sie bereits 15 Prozent der gesamten Beiträge (vgl. Lass 2007, S. 4). Im Zuge der Reform wurde diese Finanzierungskomponente also lediglich ausgeweitet. In Deutschland hingegen müsste eine Pauschale bzw. ein pauschaler Anteil komplett neu eingeführt werden. Dies könnte die politische Durchsetzbarkeit wesentlich schwieriger gestalten, was sich auch bei der Diskussion um die Einführung einer Gesundheitspauschale gezeigt hat.

Zuletzt sei erwähnt, dass in den Niederlanden die Zusammenarbeit von GKV und PKV deutlich stärker ausgeprägt war, als es in Deutschland der Fall ist. Seit Anfang der 1990er Jahre wurde die Kooperation immer weiter ausgebaut und mündete schließlich in der Gründung einer gemeinsamen Verbandsorganisation. Verglichen mit der Heterogenität, die alleine schon die gesetzlichen Krankenkassen untereinander aufweisen, wäre eine solche Situation in Deutschland, zumindest aus Sicht der PKV, kaum vorstellbar (vgl. Schulze Ehring 2006, S. 6).

5. Zusammenfassung und Schlussfolgerung

Wie in der Arbeit dargestellt, wurde das niederländische Krankenversicherungssystem grundlegend reformiert. Es wurde eine Versicherungspflicht für alle Bürger eingeführt sowie private und gesetzliche Krankenversicherung zusammengeführt. Damit wurde die Dualität zwischen den beiden Vollversicherungssystemen überwunden. Die vom Arbeitnehmer zu tragenden Beiträge wurden vom Arbeitseinkommen entkoppelt und durch einen Pauschalbetrag ersetzt; die Versicherung von Kindern unter 18 Jahren wurde ins Steuersystem verlagert. Darüber hinaus wurden auf Seiten der Leistungserbringer neue Wettbewerbselemente ins System eingeführt, um die Effizienz auf der Ausgabenseite zu steigern.

Kann nun die Gesundheitsreform in den Niederlanden als ein Modell für Deutschland angesehen werden? Schließlich scheint die neue Struktur der niederländischen Gesundheitsversorgung das ideale Kompromissmodell für die gegensätzlichen Positionen der aktuellen deutschen Regierungsparteien zu sein. Wie dargestellt wurde, vereinigt es die so gegensätzlich erscheinenden Positionen einer Bürgerversicherung und einer Gesundheitspauschale.

Für den deutschen Reformprozess haben einige niederländische Reformelemente in jedem Fall Modellcharakter und empfehlen sich für eine Umsetzung. Dies betrifft etwa die Beteiligung der PKV am Risikostrukturausgleich, die Verbreiterung der Bemessungsgrundlage oder die Verlagerung der Mitversicherung von Kindern in das Steuer-Transfer-System. Auch könnten niederländische Regelungen, die zu einer Erhöhung der Versichertenmobilität führen, die Effizienz im deutschen Gesundheitssystem steigern.

Allerdings unterscheidet sich das deutsche Gesundheitssystem doch erheblich vom niederländischen System vor der Reform, was die Übertragbarkeit als Ganzes erheblich einschränkt. Dies liegt einerseits an den Strukturunterschieden von PKV und GKV und andererseits am Verhältnis der beiden Vollversicherungssysteme untereinander. Darüber hinaus ist die niederländische Gesundheitsreform 2006 nur der letzte Schritt eines lang andauernden Reformprozesses. Die Umsetzung einiger Reformelemente in Deutschland würde vermutlich ebenfalls längere Vorlaufzeit benötigen. Voraussetzung einer kompletten Umsetzung der niederländischen Reform wäre, dass zunächst bei den Sozialpartnern und in der Bevölkerung Akzeptanz für eine solch grundlegende Strukturreform geschaffen wird sowie die Akteure des Gesundheitssystems sich einander annähern.

Literaturverzeichnis

Abbing, H. (2006), Recent Developments in Health Law in the Netherlands, European Journal of Health Law, 13, 2, 133-142.

Beck, V. (2008), Internetauftritt des Bundestagsabgeordneten Volker Beck (Grüne) zum Thema: Die Bürgerversicherung - Nachhaltige Finanzierung einer solidarischen Krankenversicherung, URL: http://www.volkerbeck.de/cms/index.php?option=com_content&task=view&id=44&Itemid=80, Datum der Recherche: 04.05.2008.

Beutelmann, J., Tschamler, C. (2006), Die Gesundheitsreform in den Niederlanden, Barmenia Versicherungen, Wuppertal.

Belastingdienst (2008), Internetauftritt des niederländischen Finanzamtes, URL: http://www.belastingdienst.nl, Datum der Recherche: 20.04.2008.

BMG (2008), Internetauftritt des Bundesministeriums für Gesundheit zur Gesundheitsreform in Deutschland, URL: http://www.die-gesundheitsreform.de, Datum der Recherche: 02.05.2008.

Brouwer, W., Rutten, F. (2005), Die Gesundheitsreform in Holland. Änderungen in Holland – kann Deutschland daraus lernen?, Pfizer Deutschland, Karlsruhe.

Döring, D., Dudenhöffer, B., Herdt, J. (2005), Europäische Gesundheitssysteme unter Globalisierungsdruck, 2. Auflage, Studie im Auftrag der Hans-Böckler-Stiftung, Düsseldorf.

Douven, R. (2007), Morbidity-based risk adjustment in the Netherlands, in: Wille, E., Ulrich, V., Schneider, U. (Hrsg.), Wettbewerb und Risikostrukturausgleich im internationalen Vergleich, Baden-Baden, 161-202.

Douven, R., Mot, E., Pomp, M. (2007), Reform der Krankenversicherung in den Niederlanden, Die Volkswirtschaft, 3, 31-33.

Ecker, T., Häussler, B., Schneider, M. (2004), Belastungen der Arbeitgeber in Deutschland durch gesundheitssystembedingte Kosten im internationalen Vergleich, Berlin, Augsburg.

Fazal, A. (2005), Will the Present Dutch Effort at Reforming the Health Care Sector Suceed? Elements of an Insitutionally Based Answer, in: Prinz, A., Steenge, A., Schmidt, J. (Hrsg.), Reforming the Welfare State, Münster.

Fozouni, B., Güntert, B. (2000), Prioritätensetzung im deutschen Gesundheitswesen - die Triade zwischen Rationierung, Rationalisierung und rationaler Allokation, Das Gesundheitswesen, 62, 11, 559-567.

Greß, S. (2002), Krankenversicherung und Wettbewerb – Das Beispiel Niederlande, Frankfurt am Main.

Greß S., Groenewegen, P. (2001), Wettbewerb und Selbstverwaltung im niederländischen Gesundheitswesen, Arbeit und Sozialpolitik, 55, 5-6, 32-41.

Greß, S., Groenewegen, P., Hoeppner, K. (2005), Die Reform-Mühle dreht sich wieder, Gesundheit und Gesellschaft, 8, 2, 20-25.

Greß, S., Manouguian, M., Wasem, J. (2006), Krankenversicherungsreform in den Niederlanden - Vorbild für einen Kompromiss zwischen Bürgerversicherung und Pauschalprämie in Deutschland?, Studie im Auftrag der Hans-Böckler-Stiftung, Düsseldorf.

Greß, S., Manouguian, M., Wasem, J. (2007), Niederlande – Anatomie einer Reform, Gesundheit und Gesellschaft, 10, 1, 36-40.

Haigst, C., Raffelhüschen, B. (2003), Generationen- vs. Bürgerversicherung. Welches Modell steht für mehr Nachhaltigkeit in der GKV?, Kurzexpertise im Auftrag der Allianz Private Krankenversicherungs-AG, München.

Haus der Niederlande (2006), Gesundheitsreform 2006 in den Niederlanden, Internetauftritt des Zentrums für Niederlande-Studien an der Universität Münster, URL: http://www.uni-muenster.de/HausDerNiederlande/Zentrum/Projekte/NiederlandeNet/Dossiers/Soziales/Gesundheitsreform/wet.html, Datum der Recherche: 18.04.2008.

Hohmann, J. (1998), Gesundheits-, Sozial- und Rehabilitationssysteme in Europa - Gesellschaftliche Solidarität auf dem Prüfstand, Bern.

Korzilius, H. (2007), Gesundheitsreform in den Niederlanden – Ein Jahr nach dem „großen Knall", Deutsches Ärzteblatt, 104, 6, 314-316.

Lass, K. (2006), Die Gesundheitsreform in den Niederlanden - ein Vorbild für Deutschland?, Internationale Politikanalyse, Friedrich Ebert Stiftung, Bonn.

Lauterbach, K. (2004), Das Prinzip der Bürgerversicherung, in: Engelen-Kefer, U. (Hrsg.), Reformoption Bürgerversicherung, Hamburg, 48-63.

Leienbach, F. (2006), Die niederländische Reform 2006 – Bewertung und Perspektiven aus der Sicht der PKV, Recht und Politik im Gesundheitswesen, 2, 41-45.

Ministerium für Gesundheit, Gemeinwohl und Sport (2005), Eine neue Krankenversicherung für alle, Den Haag.

Ministerium für Gesundheit, Gemeinwohl und Sport (2006), Das neue Gesundheitssystem in den Niederlanden, Den Haag.

Ministry of Health, Welfare and Culture (2000), Health Insurance in the Netherlands, Den Haag.

Ministry of Health, Welfare and Culture (2005), A short survey of social security in the Netherlands, half-yearly summary, July 2005, Den Haag.

Orlowski, U., Wasem, J. (2007), Die Gesundheitsreform 2007 (GKV-WSG), Heidelberg.

Rabbatta, S., Blöß, T. (2006), Reformvorbild Niederlande. Nur bedingt geeignet, Deutsches Ärzteblatt, 103, 12, 749.

Rürup, B. (2006), Rürup fordert den großen Wurf bei der Gesundheitsreform, Handelsblatt, 19.06.2006.

Rürup, B., Wille, E. (2004), Finanzierungsreform in der Krankenversicherung, Gutachten von Bert Rürup und Eberhard Wille vom 15. Juli 2004.

Schulze Ehring, F. (2006): Die niederländische Gesundheitsreform 2006 aus deutscher Sicht, Verband der Privaten Krankenversicherung, Köln.

SER (2008), Internetauftritt des Sozialwirtschaftlichen Rates der Niederlande, URL: http://www.ser.nl/de.aspx, Datum der Recherche: 18.04.2008.

Skuban, R. (2004), Pflegeversicherung in Europa, Wiesbaden.

Sosalla, U. (2006), Berliner Gesundheitspolitiker schielen nach Holland, Fincial Times Deutschland, 03.01.2006, 10.

Sozialwirtschaftlicher Rat (2001), Auf dem Weg zu einem gesunden Krankenversicherungssystem, Zusammenfassung 00/12D, Den Haag.

Spielberg, P. (2005), Niederlande – Reform mit Fallstricken, Deutsches Ärzteblatt, 102, 38, 2542-2544.

Staeck, F. (2006), Die holländische Reform – kein passgenaues Muster, Ärzte Zeitung, 52, 6.

Walser, C. (2006a), Die Reform des niederländischen Systems der Krankenversicherung, Max-Planck-Institut für ausländisches und internationales Sozialrecht, Tätigkeitsbericht 2006, 595-598.

Walser, C. (2006b), Die Reform der Krankenversicherung in den Niederlanden – ein Modell für Deutschland?, Zeitschrift für europäisches Sozial- und Arbeitsrecht, 9, 333-340.

Wille, E. (2008), Der Fonds löst keines der Finanzprobleme, Focus, 15, 26.